MANUEL DES BAIGNEURS,

PAR

Le Dr AFFRE,

MÉDECIN INSPECTEUR DES BAINS DE MER DE BIARRITS (BASSES-PYRÉNÉES), DIRECTEUR DES SECOURS DU SAUVETAGE, ET MEMBRE CORRESPONDANT DE LA SOCIÉTÉ DE MÉDECINE ET DE CHIRURGIE PRATIQUES DE MONTPELLIER.

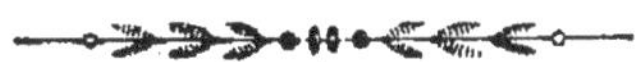

RENSEIGNEMENTS SUR BIARRITS

UTILES AUX ÉTRANGERS

QUI VIENNENT Y PRENDRE LES BAINS DE MER,

PAR LE MÊME.

BAYONNE,

IMPRIMERIE DE VEUVE LAMAIGNÈRE NÉE TEULIÈRES,

RUE PONT-MAYOU, 43.

1852.

MANUEL DES BAIGNEURS,

PAR

Le Dr AFFRE,

MÉDECIN INSPECTEUR DES BAINS DE MER DE BIARRITS (BASSES-PYRÉNÉES), DIRECTEUR DES SECOURS DU SAUVETAGE, ET MEMBRE CORRESPONDANT DE LA SOCIÉTÉ DE MÉDECINE ET DE CHIRURGIE PRATIQUES DE MONTPELLIER.

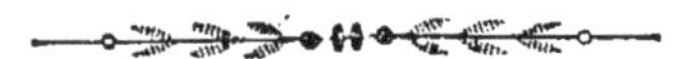

RENSEIGNEMENTS SUR BIARRITS

UTILES AUX ÉTRANGERS

QUI VIENNENT Y PRENDRE LES BAINS DE MER,

PAR LE MÊME.

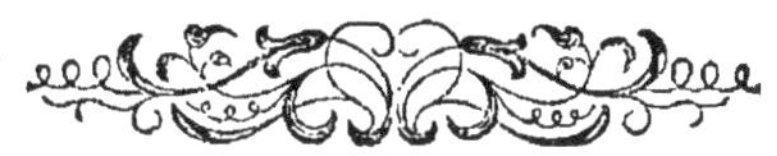

BAYONNE,

IMPRIMERIE DE VEUVE LAMAIGNÈRE NÉE TEULIÈRES,

RUE PONT-MAYOU, 43.

—

1852.

*Chaque exemplaire devra être revêtu de ma
signature.*

AVIS.

J'ai cédé au désir d'un grand nombre de personnes, en publiant sur Biarrits tous les renseignements qui peuvent intéresser les étrangers.

Médecin-inspecteur de ces bains de mer, je n'ai point jugé convenable de traiter dans ce court recueil les questions médicales qui se rattachent à l'action de l'air, de l'eau de mer prise à l'intérieur, et des bains de mer soit froids, soit chauds, et enfin des bains de sable marin.

Pour ces diverses questions, je renvoie le lecteur au *Manuel des Baigneurs*, dont la deuxième édition, qui doit paraître prochainement, sera revue et augmentée de quelques considérations sur les maladies de la peau, sur les maladies de l'utérus et sur quelques cas de stérilité qui sont guéris par l'emploi judicieux des bains et des douches d'eau de mer.

DE BIARRITS ET DE SON CLIMAT.

Biarrits, ce village si riant, si pittoresque, situé sur une hauteur qui domine la mer, offre le plus brillant panorama qu'il soit donné de voir.

Au midi, le pays Basque avec ses vertes vallées et ses blanches maisons, charmant paysage encadré dans la majestueuse chaîne des Pyrénées; au nord, l'Océan sans bornes, avec ses mille teintes, ses grandes agitations et ses drames tragiques.

D'un côté, la côte plate et sablonneuse de France; de l'autre, la longue file des monts Biscayens, qui s'allongent à perte de vue et disparaissent par une dégradation insensible dans les profondeurs de l'horizon.

Enchanté de ce spectacle, qui le plonge tour à tour et dans la joie la plus vive, et dans la rêverie la plus douce, l'étranger peut encore varier ses émotions.

Tantôt c'est une sortie qui a lieu : dix, vingt navires s'agitent à l'embouchure de l'Adour; le vent est favorable; ils voguent, ils sont en face de l'Atalaye, presque à la portée de la voix. Alors d'imperceptibles manœuvres semblent animer leurs voiles, ils se séparent, et la même brise va les pousser sur toutes les routes de l'Océan.

Tantôt c'est une horrible tempête qui a soulevé les flots : l'orage embrase l'étendue. Le vaisseau, qui s'avançait majestueusement, est devenu le jouet des vagues ; il a fait entendre le canon de détresse ; toute la population de Biarrits est sur la falaise, les yeux se tournent vers le Boucau. Voyez avec quelle intrépidité les pilotes s'efforcent de surmonter les brisants de la barre ? mais l'Océan ne cède pas facilement sa proie ; le steamer lui-même fait en vain flotter son panache de fumée. Cependant le temps presse, l'anxiété redouble, le vaisseau va périr avec l'équipage. Oh ! le courage et l'adresse ont vaincu les obstacles ; le navire entre dans le port, aux cris de joie des baigneurs qu'un spectacle si imposant et si nouveau pour eux avait frappés de stupeur.

Cette vie de distractions, d'émotions et de plaisirs variés, influe d'une manière sensible et efficace sur un grand nombre de maladies nerveuses.

L'étranger trouve dans d'autres établissements de bains de mer une partie de ces agréments ; mais ce qu'il ne rencontre nulle part, c'est le climat et la position de Biarrits ; c'est sa température qui a fait dire à un célèbre médecin de la capitale, que l'on ne pouvait être malade à Biarrits quand on se promenait deux heures par jour sur l'Atalaye, et que l'on y respirait cet air si pur, si suave, si tonique, qui chasse les épidémies, délivre les habitants de ces affections si fréquentes dans les grandes villes (*scrofules, rachitisme, fièvres de grave caractère,* etc.), et produit une population saine et vigoureuse.

L'air de Biarrits est si pur, qu'une observation positive a prouvé que le nombre des malades y est fort minime dans le cours de l'année et que la vie s'y prolonge plus longtemps que dans toute autre contrée. Du reste, les faits parlent mieux que les meilleurs raisonnements.

Ainsi, il a été prouvé par une statistique authentique, que la moyenne des morts en France, dans le cours d'une année, était de 25 par 1,000 individus. Biarrits possède 2,000 âmes et, année moyenne, le nombre des décès s'élève seulement de 30 à 35.

On y compte plus de 50 vieillards de 75 à 80 ans.

Ne sont-ce pas là des preuves évidentes et matérielles de la salubrité de cet air?

Un autre bienfait de ce climat, c'est que, pendant les brûlantes chaleurs de l'été, quand on peut à peine respirer dans les autres villes des environs, la brise qui règne à Biarrits vient continuellement tempérer ces fortes chaleurs par sa douce et bienfaisante fraîcheur.

Pendant l'hiver, un phénomène physique qui passe inaperçu, produit à Biarrits une température plus élevée que dans les contrées voisines.

En effet, la température de l'eau de mer suit jusqu'à un certain point les variations de la température atmosphérique. Cependant, jamais elle ne peut s'élever aussi haut ni descendre aussi bas que celle de l'atmosphère.

D'un côté, l'évaporation continue qui existe sur cette vaste surface diminue sa température ; de l'autre, l'immense profondeur de la mer développe de la chaleur dans les couches inférieures qui, s'élevant par leur pesanteur spécifique, viennent nécessairement réchauffer les couches supérieures et empêcher cette température de baisser autant que celle de l'atmosphère.

Ainsi peut s'expliquer, en tenant compte de l'action des sels que renferme l'eau de mer, ce phénomène qui fait que, pendant l'hiver, la température de cette contrée n'est jamais aussi basse que celle des lieux voisins, et qu'il existe dans les jours les plus froids une différence d'un à deux degrés centigrades. Il ne peut en être autrement, puisque l'eau de la mer ne descend jamais à 0° C., même quand la température atmosphérique est à plusieurs degrés au-dessous de 0°. Le calorique que possède en plus la mer est distribué par rayonnement aux corps environnants, suivant la loi de l'équilibre des températures.

Biarrits doit donc gagner quelques degrés de chaleur dans les jours les plus froids de l'hiver.

Aussi les bains de mer de Biarrits obtiennent chaque année plus de vogue et de réputation.

Quand les chemins de fer auront rapproché les distances; quand les embellissements projetés et commencés seront terminés, il n'est pas un voyageur, pas un touriste, qui ne veuille connaître ce joli séjour.

Le philosophe y viendra rêver au murmure des ondes; le poëte, s'inspirer, s'exalter à la vue des magnificences réunies dans ce lieu; le naturaliste, le géologue, y étudier la richesse de ses plantes marines et de ses terrains d'alluvion. En un mot, on y viendra en foule chercher le repos et la santé.

Des plages de Biarrits.

Biarrits possède trois plages où sont construits, à quelques pas des habitations destinées aux étrangers, de nombreux cabinets pour les baigneurs des deux sexes.

Ces plages sont, sans contredit, les plus commodes et les plus agréables que nous possédions en France.

Sur ces plages l'eau de la mer n'est jamais mélangée avec l'eau des rivières. Elle est continuellement renouvelée par les courants, et à la place des galets si désagréables, si incommodes ; à la place d'une vase sale et dégoûtante, on ne trouve qu'un sable fin et une eau claire et limpide.

Le Port-Vieux, la Côte des Fous ou du Moulin et la Côte des Basques, sont les trois plages fréquentées indistinctement par les baigneurs étrangers, suivant la proximité de leur logement, sans songer que l'action de ces bains est bien différente.

Au Port-Vieux, dans un bassin resserré entre des rochers élevés qui mettent le baigneur à l'abri du vent du nord, quelquefois désagréable, la mer est toujours accessible.

Tantôt calme comme le lac des montagnes, tantôt plus agitée, elle offre, suivant la hauteur de la marée et la force du vent, divers degrés d'agitation très-nécessaires pour la cure de certaines affections.

Aux deux Côtes, la mer est toujours plus houleuse, les vagues y sont plus fortes, s'y succèdent plus rapidement et viennent frapper plus vivement le corps des baigneurs.

L'action de ces bains est très-énergique, et tous les individus ne peuvent pas les prendre indifféremment, sans s'exposer à être trop excités.

Cependant, il est utile de dire que les bains de la Côte des Basques offrent un degré intermédiaire entre les bains du Port-Vieux et ceux de la Côte du Moulin.

Biarrits possède donc trois espèces de bains de mer froids. Au médecin seul appartient le droit de décider quelle espèce de bains convient aux malades qui viennent chercher à Biarrits du soulagement ou la guérison de leurs maladies.

Des bains de mer chauds et des bains de sable marin.

On trouve à Biarrits plusieurs établissements de bains de mer chauds.

Le grand établissement, situé au Port-Vieux, ne laisse rien à désirer pour les commodités, l'élégance et le confortable. L'eau vient directement de la mer et se rend dans un grand réservoir où elle est chauffée avant d'arriver dans les baignoires.

Dans le grand établissement du Port-Vieux, l'étranger trouve des bains de vapeur, toute espèce de bains médicinaux, de fumigations et de douches.

Il est à regretter que cet établissement ne reste pas ouvert pendant toute l'année.

Les petits établissements de bains de mer chauds, situés au bas de la Côte du Moulin, sans étaler le même luxe ni la même élégance, offrent de grands avantages. Ainsi le prix de ces bains est bien modique.

Dans le grand établissement, le prix du bain de mer chaud est fixé de 1 fr. à 1 fr. 25 c.

Dans les petits établissements de la Côte du Moulin, le prix du bain de mer chaud, ainsi que celui d'eau douce, est de 75 c.

On trouve aussi au Port-Vieux, chez Mme David, des bains chauds d'eau de mer et d'eau douce.

On ne peut s'empêcher de dire qu'il est heureux, pour la classe industrielle et peu aisée, que ces divers petits établissements de bains chauds d'eau de mer aient été formés.

Le propriétaire du joli petit établissement situé au bas de la Côte, y donnera des bains chauds pendant toute l'année.

Ce n'est pas ici le lieu de parler de l'efficacité de ces bains chauds : il suffit de dire que le médecin détermine les cas où les malades doivent les prendre de préférence aux bains de mer froids. Mais ce que tout étranger doit connaître pour éviter des accidents qui pourraient devenir sérieux, c'est que, règle générale, il ne doit jamais rester dans le bain de mer chaud, ni dans le bain de mer froid, plus d'une demi-heure, ni prendre le bain de mer chaud à une température trop élevée, parce qu'à l'action de la chaleur s'ajoute l'action des sels, qui peuvent exciter trop vivement les malades.

Le degré du bain de mer chaud doit varier de 30 à

24° C., pour s'accoutumer graduellement à l'impression pénible que produit l'eau froide, quand on doit se baigner à la mer.

Les bains de sable marin sont très-énergiques et très-efficaces dans certaines affections qui ont résisté à l'action des bains de mer froids et chauds.

Ces bains de sable doivent être pris avec la plus grande circonspection. Il est quelques précautions que tout le monde doit connaître.

Il faut d'abord choisir un temps sec et chaud ; puis on fait creuser, à quelques mètres du rivage, une fosse que le soleil réchauffe pendant 4 à 5 heures. Cette fosse est plus ou moins profonde. Le plus souvent, ces bains de sable se prennent jusqu'à la ceinture et ne dépassent jamais l'estomac.

Après que la fosse a été bien réchauffée par le soleil, le malade s'assied sur le bord ou sur un siége très-bas, et fait recouvrir de sable les parties qu'il y a placées. Il reste dans ce bain 15 à 20 minutes ; il doit avoir grand soin de mettre sa tête à l'abri des rayons ardents du soleil et de se couvrir après le bain de vêtements de laine, pour exciter la transpiration efficace que ce bain ne manque pas de produire.

Mais ce n'est pas seulement cette abondante transpiration qui est salutaire : il vaudrait bien mieux prendre, dans le grand établissement du Port-Vieux, des bains de vapeur qui seraient plus commodes et moins pénibles.

Le bain de sable marin excite la peau, qui dans cette condition absorbe plus facilement les sels contenus dans

le sable, et ces sels contribuent puissamment à la guérison de certaines maladies opiniâtres et rebelles à d'autres moyens.

Après le bain de sable marin, le malade doit se reposer dans son lit pendant 2 à 3 heures.

De la saison des bains de mer de Biarrits.

La saison des bains de mer commence à Biarrits au
1er juin pour se terminer au 1er novembre.

Les variations trop fréquentes de la température atmosphérique, l'air trop vif, trop froid, qui règne dans
le Nord, forcent à choisir les deux mois les plus chauds
de l'année.

Mais à Biarrits, le baigneur n'a point à redouter ni
ces variations subites de la température, ni cette brise
froide qui le glace quand il sort de la mer.

La température y est si agréable, que les médecins
du Nord y envoient de préférence les malades affectés
de rhumatismes, les femmes faibles, délicates, nerveuses, épuisées par des couches pénibles et nombreuses ;
les jeunes filles dont la puberté s'annonce par des crises
fâcheuses; les enfants scrofuleux, rachitiques, lym-
phatiques, étiolés, amaigris par la chaleur, les études,
la vie des colléges et les excès de toute sorte.

Les bains de mer de Biarrits peuvent donc être pris
avec avantage depuis le 1er juin jusqu'au 1er novembre.

Cependant la routine et la tradition font que le grand

nombre des étrangers ne se rend à Biarrits que depuis le 1er juillet jusqu'au 1er octobre.

Il résulte de cette fâcheuse habitude quelques inconvénients qu'il est utile de signaler.

Parmi les baigneurs qui fréquentent Biarrits et qui s'y rendent de tous les points de la France et de l'étranger, de l'Espagne surtout (l'aristocratie espagnole s'y donne chaque été rendez-vous), il est une classe de baigneurs qui, sans jouir d'une immense fortune, est habituée à un certain luxe, à toutes les commodités de la vie, à un confortable qu'elle se procure facilement et à peu de frais en province.

Cette classe de baigneurs se plaint quelquefois de la cherté des logements, des bains, etc. On a été souvent frappé de ces plaintes, et l'on ne pouvait s'empêcher de répondre que, pour prendre des bains de mer efficaces, il n'était pas nécessaire de choisir le moment où Biarrits est encombré par la foule, les deux mois où les logements commodes et agréables sont rares et chers, où le service dans les hôtels et dans les baraques ne peut être ni aussi prompt ni aussi régulier. On faisait observer que, dans le courant de juin et d'octobre, la nourriture, le logement et le service étaient à un prix bien raisonnable, et que les bains de mer étaient aussi salutaires que dans les mois de juillet, août et septembre.

On espère que ces réflexions seront bien accueillies, et que, dans quelques années, Biarrits possédera un grand nombre de baigneurs pendant les mois de juin et d'octobre.

Deux autres classes de baigneurs se rendent chaque année à Biarrits.

L'une, composée de gens très-riches, a besoin de trouver à Biarrits et y trouve tout le confortable possible, tout ce qu'elle peut désirer.

L'autre, plus nombreuse, composée de colons et d'industriels, trouve aussi à Biarrits des logements propres et salubres, une nourriture saine à un prix très-modique.

Des agréments de Biarrits et de ses environs.

Après avoir fait connaître les choses les plus importantes qui intéressent le baigneur étranger, qu'il me soit permis d'entrer dans quelques autres détails qui lui seront peut-être utiles.

Arrivé à Bayonne, l'étranger, plus ou moins fatigué, se repose ordinairement quelques heures dans un des beaux hôtels de la Place-d'Armes, où le luxe et l'élégance ne cèdent rien aux meilleurs hôtels de la capitale et des principales villes.

Après avoir pris quelque repos, le voyageur désire et doit connaître Bayonne, cette antique cité de la Novempopulanie, qui date du troisième siècle, qui fut ravagée, détruite par les Normands, rebâtie et augmentée, au douzième siècle, jusqu'au confluent des deux rivières ; Bayonne célèbre par les divers siéges qu'elle a soutenue et par sa devise : *Nunquàm Polluta,* dont elle est fière; Bayonne remarquable par ses belles promenades, ses fortifications, sa citadelle, son port où se rendront encore plus de bâtiments quand l'entrée sera rendue moins périlleuse, les ruines du château de Marrac que l'empereur habita quelques jours, et par son antique cathédrale, qui date de l'an 1141 et fut fondée sous l'épiscopat de Raimond de Martre et de Bertrand, vicomte de Bayonne, et qui, grâces à la munificence des dons d'un généreux habitant de la ville, deviendra un jour une des plus belles cathédrales de l'univers.

L'étranger voudra aussi connaître son arsenal, sa bibliothèque, son théâtre, et le pont de St-Esprit, chef-d'œuvre de l'art exécuté par un savant ingénieur trop tôt enlevé aux sciences et aux arts.

Après avoir parcouru les rues vivantes de Bayonne, ses magasins et ses divers monuments, l'étranger se rend à Biarrits pour s'y installer pendant un ou deux mois.

Des voitures de diverses administrations partent pour Biarrits à toute heure, depuis 7 heures du matin jusqu'à 7 heures du soir. Les bureaux de ces voitures se trouvent à la Place-d'Armes, à côté des principaux hôtels, et à la porte d'Espagne, à l'extrémité de la rue Mayou.

Le prix des places est de 75 c. dans le coupé et de 50 c. dans l'intérieur.

Ces mêmes administrations fournissent des voitures à volonté pour un voyage à Biarrits, moyennant 5 à 6 fr.

Indépendamment de ces administrations, il existe à

Biarrits et à Bayonne plusieurs voituriers qui stationnent à l'entrée de Biarrits et à la porte d'Espagne, et attendent que les voyageurs les invitent à partir.

Le prix des places dans ces voitures, qui n'ont pas de bureaux, est le même que dans les voitures des autres administrations.

Arrivé à Biarrits dans 30 à 40 minutes, par une belle route qui deviendra sans doute route départementale ou nationale, plantée d'arbres et bordée de jolies maisons et de champs fertiles, l'étranger est assailli par un grand nombre de baigneurs et de baigneuses, qui lui offrent l'un des cartes pour l'hôtel Monhau, l'autre pour l'hôtel des Ambassadeurs ou l'hôtel Dumont, et pour d'autres hôtels du deuxième ordre, comme l'hôtel Cousin, l'hôtel Lalanne et l'hôtel Lapandrie, et enfin d'autres cartes pour diverses maisons particulières, pour cabinets et costumes de bains.

Chaque baigneur de profession, suivant son intérêt propre, vante, celui-ci les bains du Port-Vieux, celui-là les bains de la Côte du Moulin, cet autre les bains de la Côte des Basques.

Les étrangers peuvent sans crainte se laisser guider dans les hôtels; ils seront très-bien dans tous; ils y trouveront un bon accueil, un excellent service, une nourriture saine et tonique préparée par les meilleurs cuisiniers.

Le prix, dans les hôtels du premier ordre, varie de 5 à 6 fr. par jour et 3 fr. pour les domestiques.

Dans les hôtels du deuxième ordre, le prix varie de

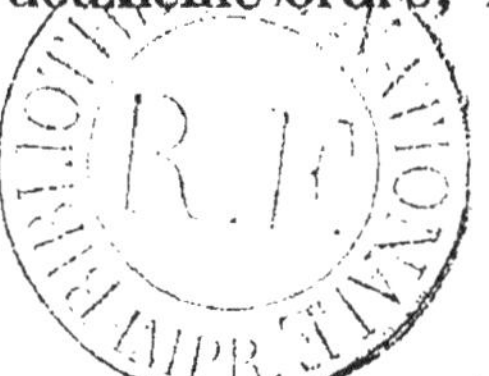

2

3 à 4 fr. pour les maîtres et 2 fr. pour les domestiques.

Pour le choix des plages et les règles à suivre dans l'emploi des bains de mer, c'est le médecin seul qui doit décider ces questions ; c'est le médecin qui, après avoir reconnu la maladie, doit donner toutes les indications nécessaires pour retirer de ces bains des résultats avantageux.

A ce sujet, il est utile de faire connaître aux étrangers que l'autorité supérieure a attaché aux bains de mer de Biarrits un médecin-inspecteur, chargé de diriger les baigneurs dans la pratique de ces bains, et de donner des consultations gratuites aux malades peu aisés, qui le plus souvent en abusent d'une manière déplorable et s'exposent à de graves accidents.

Les consultations gratuites du médecin-inspecteur sont données dans son cabinet, au Port-Vieux, tous les jours, le dimanche excepté, de 2 à 3 heures de l'après-midi.

Par une décision récente de M. le ministre, fondée sur l'avis de l'Académie nationale de médecine et du Comité d'hygiène et de salubrité de Paris, les établissements de bains de mer qui jouissent d'une certaine importance ont été assimilés aux établissements de bains thermaux. C'est vraiment justice ; car je ne connais pas d'eau minérale plus minéralisée que l'eau de mer, et je pourrais peut-être ajouter qu'il n'existe pas d'eau minérale qui contienne des sels plus actifs que ceux que renferme l'eau de mer.

Les bains de mer de Biarrits (Basses-Pyrénées),

qui jouissent d'une réputation méritée sous tant de rapports, ont donc été assimilés aux bains thermaux, et le médecin-inspecteur reste chargé de recueillir les observations qui offriront quelque intérêt.

Il y a aussi à Biarrits une pharmacie qui est dirigée par M. Plussan, pharmacien instruit, déjà connu par quelques travaux chimiques, et qui mérite, sous tous les rapports, la confiance des médecins.

Si l'étranger, pour des motifs particuliers, ne veut point habiter un hôtel, il trouve facilement des maisons commodes et agréables à divers prix.

Les plus jolies maisons coûtent généralement de 20 à 25 fr. par jour. D'autres maisons, plus petites, se paient de 10 à 15 fr. par jour. Enfin on trouve des lits à 1 fr. par jour et même à 50 c.

Les divers prix des grandes maisons sont réduits dans les mois de juin, d'octobre, de novembre, etc.

Avant de s'installer dans un hôtel ou dans une maison particulière, l'étranger doit faire connaître son nom, son domicile, sa profession et les noms des personnes qu'il a avec lui. Ces noms sont inscrits sur un registre, à la mairie et au commissariat de police de Biarrits, de manière qu'à chaque instant l'on puisse savoir facilement où se trouve dans Biarrits tel ou tel étranger.

MM. le commissaire de police et le secrétaire de la mairie se font un vrai plaisir de donner tous les renseignements que l'on peut désirer à ce sujet.

Cependant, il est facile de comprendre qu'ils ne peuvent pas livrer la liste des étrangers aux personnes qui voudraient la consulter dans leurs logements, parce que, dans cet intervalle, d'autres étrangers pourraient venir l'examiner inutilement à la mairie.

Dans l'intérêt des étrangers et des propriétaires de maisons, et pour éviter toute espèce de contestations que font quelquefois naître l'oubli ou quelque malentendu, il serait utile, après avoir déterminé toutes les conditions du loyer, d'établir deux états ainsi conçus, que les parties intéressées signeraient mutuellement :

NOMS DES ÉTRANGERS.	PRIX CONVENU DU LOYER.	DURÉE DU LOYER.	SIGNATURE.

Après s'être installé dans un hôtel ou dans une maison particulière, après avoir consulté le médecin-inspecteur, qui lui indiquera la plage qu'il doit choisir, les règles à suivre dans l'emploi des bains de mer soit froids, soit chauds, et de l'eau de mer comme médicament interne, les diverses précautions à prendre, les soins hygiéniques à observer, et quelquefois le traitement dont l'action peut être ajoutée à l'effet des bains de mer pour hâter la guérison de son mal, l'étranger doit choisir son baigneur, son cabinet et son costume de bain.

Les baigneurs et les baigneuses de profession sont d'une attention, d'une prévenance et d'un dévouement qui ne méritent que des éloges. Ils veillent sérieusement à ce que la décence et les bonnes mœurs soient toujours respectées dans leurs baraques.

La mère peut y conduire sans crainte sa jeune fille pleine d'innocence et de candeur. Le père peut en toute sécurité y amener son fils encore inexpérimenté : rien ne viendra troubler cette pureté de mœurs. Les baigueurs et les baigneuses de profession sont, sur ce point, d'une juste sévérité. Ils comprennent quel tort porterait à leur industrie la plus petite liberté.

Du reste, les baraques des hommes sont entièrement séparées des baraques des femmes.

Les cabinets de bains y sont assez commodes.

L'autorité vient de faire régulariser les baraques du Port-Vieux. Elles formeront un fer-à-cheval ; elles auront toutes les mêmes dimensions et la même couleur ; elles porteront un numéro d'ordre avec le nom du maître baigneur.

La plage du Port-Vieux offrira un aspect plus agréable : elle sera plus développée pour contenir un plus grand nombre de baigneurs.

Le costume de bain doit être en étoffe de laine.

Pour les baigneuses, il se compose d'une blouse ou longue robe, d'un pantalon et d'une ceinture en cuir verni. Presque toutes les baigneuses adoptent un bonnet en toile cirée, pour empêcher leurs cheveux de se mouiller. Il convient de dire que ce bonnet en toile cirée n'est d'aucune utilité et peut même nuire à l'effet du bain.

Les baigneuses devraient bien le remplacer par un chapeau de paille à bords plus ou moins larges, selon la répugnance qu'elles éprouvent à supporter les rayons du soleil.

En effet, il est de toute nécessité, ou de se faire plonger dans l'eau la tête la première, ou de faire arroser la tête avant d'entrer dans le bain, et de répéter deux à trois fois les affusions pendant la durée du bain, pour éviter des congestions du sang vers cette partie.

Il est évident que le bonnet de toile cirée ne sert à rien si l'eau peut pénétrer à travers ; si au contraire l'eau ne peut pénétrer et mouiller la tête, les précautions conseillées par tout médecin qui a la moindre connaissance de l'action des bains de mer deviennent inutiles, et les baigneuses s'exposent à quelques accidents qui peuvent devenir sérieux.

Du reste, c'est une grande erreur de croire que l'eau de mer fait blanchir les cheveux : il est au contraire prouvé qu'elle les rend plus noirs et leur donne de la force.

Le costume des hommes se compose d'un long pantalon en laine et d'un gilet ou justaucorps, qui dépasse les hanches. Les bras restent généralement découverts, pour faciliter les mouvements dans l'exercice de la natation.

Les baigneurs et les baigneuses de profession fournissent des costumes de bain pour 25 c. par bain.

On trouve, à Biarrits plusieurs magasins où l'on vend des costumes de bain depuis 8 fr. jusqu'à 20 fr., selon les ornements et la beauté du costume.

Le prix du cabinet de bain est de 25 c. par bain.

Les baigneurs et les baigneuses qui servent de guide et donnent des leçons de natation, se paient 50 c. par bain.

Presque toutes les dames prennent des baigneurs ou des baigneuses de profession pour se livrer sans crainte et sans danger à l'exercice de la natation, très-utile dans un grand nombre de circonstances comme moyen thérapeutique.

La première idée qui se présente à l'esprit de l'étranger qui, pour la première fois, voit de si près la mer et ses ondes agitées, est une idée de crainte et d'étonnement.

Il ne veut point se baigner dans l'Océan ; il redoute mille dangers puérils.

La mère surtout tremble pour son fils et sa fille bien-aimés. Mais quand elle a assisté à ce spectacle curieux qu'offrent les baigneurs qui vont gaiement se jeter dans la mer ; quand elle a vu de jeunes filles, de petits enfants prendre le bain de mer avec joie, son esprit se rassure, ses craintes se dissipent. Comment pourra-t-elle craindre, cette tendre mère, quand elle saura qu'il a été établi, par les soins de l'autorité, près les bains de mer de Biarritts une société de sauvetage ; qu'il y a de nombreux agents qui ont continuellement les yeux fixés sur les baigneurs ; qui, au moindre signal, au moindre appel, vont porter de prompts secours au nageur imprudent, fatigué et aventuré au milieu des courants qu'il ne peut vaincre ; qu'il y a une barque de sauvetage qui fait sentinelle du matin au soir, à une très-petite distance du lieu où les étrangers prennent leur bain; qu'il y a un médecin directeur des secours, et enfin que toujours et partout il y a à Biarrits des dévouements prêts et éprouvés.

Malgré toutes ces précautions prises par l'autorité, il est prudent, sur toutes les plages, et particulièrement à la Côte du Moulin, de ne pas s'aventurer au loin dans la mer qui est souvent perfide.

Il peut survenir au nageur imprudent quelques indispositions qui mettent sa vie en danger.

Il éprouve quelquefois des crampes qui l'empêchent d'agir; des tournements de tête qui lui enlèvent le sentiment et la réflexion; des suffocations produites par l'asthme ou par quelques gouttes d'eau salée qui ont excité l'arrière-gorge, provoqué la toux et paralysé un instant les mouvements nécessaires pour la natation.

Il existe au Port-Vieux, à une petite distance du bord de la mer, une corde où les nageurs peuvent se reposer quelques instants. On fera très-bien de ne jamais la dépasser.

L'étranger demande souvent à quelle heure il doit prendre le bain de mer froid et combien de temps il peut rester dans ce bain.

A moins d'indications particulières que l'inspecteur doit connaître, on peut se baigner à la mer depuis 2 à 3 heures avant la pleine mer, jusqu'à 2 à 3 heures après.

Un grand nombre de baigneurs profitent du moment

de la pleine mer pour prendre le bain : la pleine mer est le temps pendant lequel elle acquiert la plus grande hauteur et toute sa force.

On distingue de grandes et de petites marées.

Les grandes marées coïncident avec la pleine et la nouvelle lune, et les petites marées avec les quartiers de la lune.

Chaque marée dure 12 heures : 6 heures pour monter et 6 heures pour descendre.

Pendant ces grandes marées, quand le vent d'ouest souffle avec violence, la mer devient magnifique : rien ne pourrait exprimer l'admiration de l'étranger dans ces moments où la mer est très-agitée.

Lui seul pourrait peut-être dire le charme qu'il éprouve à se trouver au milieu de cette magnifique nature dont il est entouré à Biarrits, à embrasser du même regard les Pyrénées et l'Océan, à promener sa vue sur l'étendue infinie, à entendre gronder ce long et terrible mugissement des vagues, à contempler cette vague en fureur qui s'avance, se presse, s'agite et s'élève parfois comme une montagne, pour retomber et se briser avec un horrible fracas contre le roc immobile, et mourir sur le grain de sable que l'Eternel lui a fixé pour limite, en vomissant au loin des flots d'écume et de vapeur ; lui seul, l'étranger, pourrait dire quelle différence existe entre la mer de Biarrits et toutes les autres mers qu'il a déjà admirées : comme ces énormes rochers dont elle est hérissée lui donnent de l'animation et de la vie ; comme il est beau de la dominer, cette mer immense, des hauteurs de l'Atalaye et de Blayot.

Jamais le spectacle de la mer ne lasse l'étranger : il semble qu'un attrait irrésistible l'attire toujours sur ses bords. Le marin lui-même, qui a vieilli au milieu des flots, ne peut s'empêcher d'aller chaque jour la contempler pendant des heures entières. Armé de sa lunette inséparable, il vous dira quel est ce point noir qui paraît à l'horizon, si c'est une goëlette ou un brick, s'il vient de la Baltique ou de Terre-Neuve.

Le bain de mer froid peut durer de 5 à 30 minutes, quelquefois moins de 5 minutes.

Ces deux extrêmes ne doivent pas servir de règle.

La durée du bain de mer froid varie selon le tempérament, l'âge, la maladie et la force même du bain.

Du reste, l'inspecteur fixe toujours le baigneur sur ce point.

Après le bain de mer froid, le baigneur doit faire de l'exercice pour ranimer la circulation périphérique et exciter la chaleur.

Mais quelle promenade va-t-il choisir ?

Le plus souvent il doit se promener sur le bord de la mer, si le vent n'est pas trop frais.

Il peut aller aussi, tantôt sur l'Atalaye et se diriger du côté de la Roche-Percée ; tantôt côtoyer la mer et arriver jusqu'au Phare pour admirer ce grandiose monument, qui projette à plus de six lieues ses rayons lumineux et amis du nautonnier ; quelquefois il ira voir la Chambre-d'Amour où il entendra le récit de merveilles plus ou moins vraies ; enfin, il pourra aller visiter le couvent du Refuge, situé sur les confins de Biarrits, presque sur les bords de la mer, cet asile du repentir où plus de cent créatures perdues de vices et de débauches, devenues la honte et le rebut de la société, viennent pleurer sur les écarts de leur jeunesse et racheter par le travail et la prière les fautes passées. Elles y viennent librement, ces malheureuses filles, attirées sans doute par les desseins impénétrables de la Providence ; elles y restent avec plaisir et sont toujours libres d'en sortir. Ce couvent reçoit aussi des orphelines sans surveillance.

Fondé par un pieux abbé devenu depuis deux ans chanoine de la cathédrale de Bayonne, il est admirable par l'ordre, l'économie qui y président, et surtout par cette liberté laissée aux pensionnaires de le quitter.

On trouve à louer à Biarrits des chevaux et des ânes pour faire des promenades aux environs.

Quand, le soir venu, l'étranger désire encore se distraire, il peut aller ou dans le Cercle établi dans la maison Castex, ou dans le Casino du Port-Vieux qui, dit-on, va prendre le nom de *Tortoni* et se distinguer par le luxe, l'élégance et la réunion de nombreuses distractions.

Ainsi s'écoule gaiement à Biarrits la journée des baigneurs, entre les occupations que donnent les bains, les promenades sur les falaises, sur l'Atalaye, sur les côtes et sur la mer ; les parties de pêche, le spectacle des jeux nautiques, les soirées du Casino ou les soirées plus intimes de la famille et, si la famille est absente, l'hôte de Biarrits a toujours quelque drame à raconter pour distraire et intéresser.

Tantôt c'est un jeune marin qui plusieurs fois a exposé sa vie pour sauver des baigneurs imprudents ou indisposés; tantôt c'est une mère qui a vu du rivage s'engloutir le frêle esquif qui portait son mari et ses deux frères; tantôt enfin, c'est un père qui a vu son fils, toute son espérance et sa consolation, disparaître à ses côtés, emporté dans l'abîme par une vague terrible; fou de désespoir, le malheureux père, le brave marin, plonge au fond du précipice; en vain il lutte contre les flots irrités, en vain il saisit à plusieurs reprises son enfant chéri, quatre fois la vague cruelle lui ravit le précieux fardeau; accablé enfin par la fatigue, la douleur et le désespoir, il veut périr avec son fils; mais la vague, devenue plus furieuse, le rejette seul inanimé sur la plage déserte (1).

Il est quelques âmes privilégiées qui, méprisant les folles joies du monde, ne peuvent résister au besoin d'aller, chaque soir, dans la petite chapelle du Port-Vieux, offrir au Dieu du ciel et de la mer le pieux hommage de leur reconnaissance.

Chaque jour l'on célèbre dans cette chapelle le saint sacrifice de la messe pendant la saison des bains, et les étrangers peuvent, tous les dimanches et les jeudis, de 4 à 5 heures, aller y entendre la parole de Dieu et recevoir la bénédiction du Saint Sacrement.

Il serait à désirer, dans l'intérêt des étrangers qui arrivent à Biarrits dans le courant de mai, et de la population nombreuse qui habite le Bas-Biarrits, que le

---

(1) Fait récent.

saint sacrifice de la messe y fût célébré depuis le 15 mai ou au moins depuis le 1er juin, époque fixée pour l'ouverture des bains. Cette chapelle est trop petite pour contenir la foule qui s'y presse le dimanche et chaque fois qu'une voix éloquente doit s'y faire entendre. Mais, grâce à la bonne volonté du conseil municipal et du maire, dont le dévouement pour les intérêts de la commune est bien connu, une nouvelle chapelle, plus spacieuse, va être construite au premier jour.

Le maire regrette vivement de n'avoir pu, cette année, mettre à exécution tous les travaux d'embellissement étudiés et adoptés. Il regrette surtout que la nouvelle chapelle, les gondoles, les alignements, les plantations sur les pentes et les terrains éboulés n'aient pu être établis.

La promenade du ravin Fourio sera achevée.

Les étrangers pourront bientôt aller y respirer l'air de la mer, à l'ombre des platanes et des tamaris qui vont y être plantés.

Il est vraiment malheureux que l'on songe déjà à transformer cette jolie promenade en place publique. Un très-grand nombre d'habitants de Biarrits espèrent et désirent ardemment que l'autorité supérieure, qui s'occupe avec tant de sollicitude des intérêts de cette commune, s'oppose à cette transformation dans l'intérêt des étrangers qui réclament à grands cris, non des places publiques, mais bien des promenades ombragées.

L'étranger ne peut point quitter Biarrits sans visiter Cambo, qui offre un des plus jolis paysages que l'on puisse admirer ; Cambo avec ses délicieuses vallées, son

Pas-de-Roland et son établissement thermal de bains sulfureux et ferrugineux où chaque année de nombreux malades viennent recouvrer la santé. Cambo se trouve à 26 kilomètres de Biarrits.

Il voudra aussi visiter la petite ville de Saint-Jean-de-Luz, située à 15 kilomètres de Biarrits ; la maison qu'habita Louis XIV; l'église où Jean d'Olce, évêque de Bayonne, célébra son mariage avec l'infante d'Espagne Marie-Thérèse.

Les étrangers désirent connaître l'Espagne, les habitudes et les mœurs de ce peuple ami, ses danses, ses spectacles et ses habits de fête.

Ils réunissent une société de 8 à 10 personnes, louent une voiture pour 30 à 40 fr., partent de Biarrits le matin de 5 à 6 heures, s'arrêtent une heure à Saint-Jean-de-Luz, visitent l'église d'Urrugne, s'embarquent sur la Bidassoa qui rappelle de grands souvenirs, pour visiter Fontarabie et Irun. Ils font un dîner espagnol à Irun et sont de retour à Biarrits de 10 à 11 heures du soir.

Certains étrangers veulent mieux connaître l'Espagne et vont à Saint-Sébastien ou à Tolosa : ils profitent du moment où les courses de taureaux ont lieu dans ces villes.

Pour aller en Espagne, il est nécessaire de prendre à Bayonne une *passe* que M. le sous-préfet se fait un vrai plaisir de délivrer aux étrangers.

Après avoir passé un ou deux mois à Biarrits ; après avoir pris trente à quarante bains avec toutes les précautions nécessaires ; après avoir visité Bayonne, Cambo, l'Espagne et les monts Pyrénéens, l'étranger se retire heureux d'avoir recouvré des forces et la santé.

Malheureusement, on ne reste pas assez longtemps à Biarrits pour retirer de l'action de l'air et des bains de mer les effets avantageux que l'on espère. On oublie ou l'on ignore que pour modifier et renforcer une constitution appauvrie, délabrée ; que pour changer les tempéraments en opposant un bon régime à un régime vicieux, la vie active à la vie sédentaire, un air pur et tonique à un air vicié et délétère, des impressions douces et bienfaisantes à d'inquiètes sollicitudes et à des soucis cuisants ; en un mot, que pour détruire par des habitudes saines et une vie réglée les germes de maladie qu'ont pu déposer dans l'organisme des habitudes contraires, l'action du temps est indispensable, et l'on se fait illusion si l'on espère obtenir des effets durables d'un séjour fugitif.

BAYONNE, IMPRIMERIE DE VEUVE LAMAIGNÈRE NÉE TEULIÈRES,

RUE PONT-MAYOU, 43.

www.ingramcontent.com/pod-product-compliance
Ingram Content Group UK Ltd.
Pitfield, Milton Keynes, MK11 3LW, UK
UKHW021028120726
13693UKWH00005B/2258